Kokosöl

Natürlich Gesund und Schön

Auflage 2015 September
ISBN-13: 978-1517492915
ISBN-10: 1517492912

Webseite www.mira-brand.de
Email: mira@mira-brand.de
Infos zu Impressum:
Mira Brand
c/o Autoren.Services
Zerrespfad 9
53332 Bornheim

Gestaltung : Martin Müller
Bilder: Kozzi.com Photography

Newsletter Eintrag für Neuerscheinungen,
bitte per Email Anfrage an:
newsletter@mira-brand.de

Mira Brand

Kokosöl

Natürlich Gesund und Schön

Inhaltsverzeichnis

Vorwort

Vielen Dank, dass Du Dich für das Buch "Kokosöl – Natürlich Gesund und Schön" entschieden hast. Sicher hast auch Du schon von dem neuen Kokos-Hype gehört und möchtest nun wissen, ob da wirklich was dran ist. Dieses Buch wird Deine Erwartungen hoffentlich erfüllen oder vielleicht sogar übertreffen. Du wirst erfahren, warum Kokosöl so gesund ist und wie Du seine positive Wirkung ganz einfach in Deinem täglichen Leben nutzen kannst. Kokosöl ist nämlich Lebensmittel und Naturheilmittel in einem und macht viele Kosmetikprodukte in Deinem Badezimmer überflüssig. Und nicht nur das! Du kannst Kokosöl im Haushalt verwenden und auch Deine Haustiere werden von dem duftenden tropischen Öl profitieren!

Du wirst sehen, Kokosöl eröffnet Dir eine ganze Menge neuer Möglichkeiten. Es sind zwar nicht gleich tausend, aber doch mehr, als Du gedacht hättest!

Die Kokospalme

Die Kokospalme (*Cocos nucifera*) ist eine der bedeutendsten Nutzpflanzen überhaupt. Wie keine andere Pflanze prägt sie außerdem die Vorstellungen der Europäer von tropischen Traumstränden und einsamen Inselparadiesen.

Ursprünglich stammt die Kokospalme wohl aus dem südostasiatischen Raum, beziehungsweise aus dem westlichen Teil des Urkontinents Gondwana. Mittlerweile ist sie in den gesamten Tropen verbreitet, das Hauptanbaugebiet liegt zwischen 15 Grad nördlicher und 15 Grad südlicher Breite. Die Kokospalme gedeiht nämlich am besten an Orten mit einer mittleren Jahrestemperatur von über 25 °C und geringen Temperaturschwankungen im Jahresverlauf, sowie hohen Niederschlägen und viel Sonne. Die meisten Kokosnüsse werden in Indonesien, auf den Philippinen, in Indien, Brasilien und Sri Lanka angebaut.

Die Kokospalme kann bis zu 30 m hoch werden, es gibt aber auch kleinere Sorten. An der Spitze des Stammes bilden zahlreiche, mehrere Meter lange Blätter die ausladende Krone der Palme. Nach sechs Jahren blüht sie zum ersten Mal. Der reich verzweigte Blütenstand wächst aus den Achseln junger Blätter. Ein Blütenstand besteht aus über 10.000 männlichen und nur etwa 40 weiblichen Blüten. Letztere öffnen sich erst zwei Wochen nach den männlichen Blüten um eine Selbstbestäubung zu verhindern. Aus den befruchteten Blüten entsteht die Kokosfrucht, die botanisch gesehen gar keine Nuss sondern eine Steinfrucht ist, genauso wie auch die Kirsche oder der Pfirsich. Es handelt sich sogar um die größte Steinfrucht überhaupt. Die Farbe der Frucht reicht von grün über gelb und orange bis braun. Eine faserige, fleischige Hülle umgibt den Steinkern, der den weitaus größten Teil der Frucht ausmacht. Die steinharte Samenschale birgt das feste Samenfleisch und das Kokoswasser. Eine Kokosnuss braucht über ein Jahr um zu reifen. Im Durchschnitt können von einer Kokospalme jährlich etwa 40 reife Früchte geerntet werden. Oft werden aber auch schon die unreifen Kokosnüsse gepflückt, um das darin enthaltene Wasser zu nutzen, das bei der reifen Kokosnuss nicht mehr ganz so lecker schmeckt.

Die Ernte von Kokosnüssen ist aufgrund der schieren Größe der Palme nicht ganz einfach. Die Früchte werden entweder vom Boden aus mit an meterlangen Stangen befestigten Messern abgeschnitten oder von Pflückern geerntet, die bis in die Krone der Palme klettern. Oft werden am Stamm der Palme stufenartige Kerben angebracht, die das Hinaufklettern erleichtern sollen. Manchmal übernehmen auch trainierte Affen das Pflücken.

In Indien bezeichnet man die Kokospalme aufgrund ihrer vielfältigen Nutzungsmöglichkeiten auch als "Baum der tausend Möglichkeiten". Denn nicht nur die Früchte können verarbeitet werden. Vom Stamm bis zu den Blättern finden fast alle Bestandteile der Kokospalme auf verschiedenste Art und Weise Verwendung. Aus dem außergewöhnlich harten Holz des Stammes werden Möbel, Dekorationsgegenstände und Schmuck hergestellt, es kann aber auch als Bauholz verwendet werden. Die Blätter werden zu Matten, Besen und Körben verarbeiten. Man kann sogar ein Dach mit ihnen decken. Beim Fällen einer Kokospalme wird der essbare Vegetationskegel an der Spitze des Baums entnommen, das sogenannte Palmherz. Auch die jungen Sprösslinge sind in manchen Ländern ein beliebtes Gemüse. Aus den Blüten der Kokospalme wird Kokosblütenzucker gewonnen. Dazu wird der Blütenstiel angeschnitten und der austretende, zuckerreiche Pflanzensaft in Gefäßen oder Bambusrohren aufgefangen. Dieser kann aber nicht nur zu Zucker verarbeitet, sondern auch zu Palmwein (Tuak) vergoren werden. Wenn man Tuak destilliert, erhält man Arrak, ein starkes alkoholisches Getränk.

Das Hauptprodukt der Kokospalme ist allerdings die Kokosnuss selbst. Die junge Kokosnuss enthält, abhängig von der Größe der Frucht, bis zu einem Liter Kokoswasser, das in den Herkunftsländern ein beliebtes und gesundes Getränk ist und meistens direkt aus der Frucht getrunken wird. Es enthält Vitamine und

Mineralstoffe und wird auch in der westlichen Welt mittlerweile als isotonisches Getränk geschätzt. Kokoswasser ist steril und darum auch für die medizinische Verwendung interessant. Die Innenseite des hohlen Kerns ist bei einer reifen Kokosnuss mit weißem Fruchtfleisch von etwa 1 – 2 cm Dicke ausgekleidet. Es ist fest, faserig und wohlschmeckend und kann roh verzehrt werden. Zur Herstellung von Kokosmilch wird das frische Fruchtfleisch mit Wasser püriert und dann ausgepresst. Dabei unterscheidet sich die Herstellung und Zusammensetzung traditioneller Kokosmilch teilweise erheblich von den in Europa erhältlichen Produkten. Im Vergleich zu tierischer Milch enthält sie viel mehr Fett und kann darum nicht homogenisiert werden, so dass sich die Bestandteile in der Verpackung nach einiger Zeit wieder entmischen. Um das zu verhindern werden Kokosmilchkonserven oft mit Stabilisatoren und Emulgatoren versetzt.

Wenn man das Kernfleisch der Kokosnuss trocknen lässt, erhält man das sogenannte Kopra. Daraus wird Kokosöl gepresst. Was nach der Ölpressung davon übrig bleibt, dient als nährstoffreiches Futter für Nutztiere. Doch auch die nun leere Samenschale wird vielfältig genutzt. Sie kann zu Gebrauchsgegenständen, Schmuck und Souvenirs verarbeitet werden und dient auch als Resonanzkörper bei der Herstellung zahlreicher traditioneller Musikinstrumente. Die Steinschale liefert außerdem ein hervorragendes Brennmaterial, das wenig Rauch aber viel Hitze produziert. Die daraus hergestellte

Aktivkohle wird industriell eingesetzt. Aus der Schale der unreif geernteten Kokosnüsse werden Kokosfasern gewonnen. Diese werden zu Seilen und Fußmatten verarbeitet, sie sind wichtiger Bestandteil torffreier Pflanzerden und selbst hochwertige Matratzen können mit Kokosfasern ausgestopft werden.

Die Kokospalme ist also weit mehr als die exotische Dekoration einer einsamen Südseeinsel. Über Jahrhunderte hinweg versorgte die Kokospalme Millionen von Menschen mit vielen lebenswichtigen Produkten. Die herausragende Bedeutung der Palme schlägt sich in zahlreichen Legenden und Geschichten vieler Völker wider, in denen sie eine wichtige Position innehat.

Was macht Kokosöl so besonders?

Kokosöl besitzt viele positive Eigenschaften, die es als Bestandteil einer ausgewogenen Ernährung beinah unverzichtbar machen. In diesem Kapitel erfährst du, warum das duftende Öl so gesund ist und auf welche Weise es unsere Gesundheit verbessert.

Die Zusammensetzung des Öls

Das Geheimnis des Kokosöls verbirgt sich in seiner Zusammensetzung. Denn anders als andere Öle pflanzlichen Ursprungs besteht Kokosöl vor allem aus gesättigten Fettsäuren. Das ist schon auf den ersten Blick zu erkennen, denn es ist, im Gegensatz zu allen anderen Pflanzenölen bei Raumtemperatur fest. Alle Fettsäuren bestehen aus Kohlenstoffketten unterschiedlicher Länge. Bei gesättigten Fettsäuren sind die Kohlenstoffatomen durch Einfachbindungen aneinander gebunden, während bei den ungesättigten Fettsäuren eine oder mehrere Doppelbindungen vorkommen. Im Kokosöl sind nur etwa 8 % einfach ungesättigte Fettsäuren enthalten. Die übrigen Fettsäuren sind gesättigt und gehören zum Großteil zu den mittelkettigen Fettsäuren (MCTs = medium-chain triglycerids), denen besondere Eigenschaften zugeschrieben werden. Rund 50 % davon entfallen auf die Laurinsäure. Und genau diese Fettsäure ist es, die das Kokosöl von allen anderen Pflanzenölen hervorhebt. Sie macht das Öl sehr stabil, so dass es auch hohe Temperaturen aushalten kann. Weitere wirksame Fettsäuren mittlerer Kettenlänge im Kokosöl sind die Capryl- und die Caprinsäure.

Neben den Fettsäuren enthält Kokosöl auch noch Vitamin E sowie Spuren von Magnesium, Calcium, Kalium, Natrium, Eisen, Phosphor und Aminosäuren. Die Inhaltsstoffe sind aber von der Art der Herstellung des Öls abhängig und in so geringer Konzentration vorhanden, dass sie keinen nennenswerten Beitrag zur Nährstoffversorgung beitragen.

Sind gesättigte Fettsäuren nicht ungesund?

Lange Zeit hielt sich in Fachkreisen die Meinung, dass gesättigte Fettsäuren den "schlechten" Cholesterinspiegel anheben und dadurch die Entstehung von Herz-Kreislauf-Erkrankungen fördern würden. Ganz besonders Kokosöl galt lange Zeit als absolut ungesund. Das hatte zwei Gründe. Zum einen wurde früher vor allem hydriertes Kokosöl untersucht, dessen Eigenschaften und Zusammensetzung sich stark von seinem naturbelassenen Ausgangsprodukt unterscheiden und das darüber hinaus noch gesundheitsschädliche Transfettsäuren enthält. Zum Anderen sorgte die Fett- und Ölindustrie ab den 1930er Jahren aus wirtschaftlichen Interessen dafür, dass das Kokosöl und andere tropische Öle zugunsten von Sojaöl in

Vergessenheit gerieten oder als gesundheitsschädigenden eingestuft wurden. Dabei war die positive Wirkung der Laurinsäure auch damals schon bekannt. Erst in den letzten Jahren erlebt das Kokosöl als funktionelles Lebensmittel eine Renaissance.

Gleichzeitig wurde und wird noch immer eine Ernährung mit möglichst vielen ein- oder mehrfach ungesättigten Fettsäuren empfohlen. In diesem Zusammenhang werden besonders häufig die Omega-3- und Omega-6-Fettsäuren erwähnt, die für den Körper essentiell sind. Die gesundheitsfördernde Wirkung der Omega-3-Fettsäuren ist nicht von der Hand zu weisen und wurde vielfach wissenschaftlich bestätigt. Eine zu hohe Aufnahme der Omega-6-Fettsäure Linolsäure führt dagegen zu einem erhöhten Risiko für Herz-Kreislauf-Erkrankungen und wird mit zahlreichen anderen Beschwerden in Verbindung gebracht. Das ist kein Grund die ungesättigten Fettsäuren komplett vom Speiseplan zu streichen, denn wie bei so vielen Dingen ist auch hier die Dosis entscheidend. Omega-3- und Omega-6-Fettsäuren werden im menschlichen Körper von dem gleichen Enzym verstoffwechselt. Eine zu hohe Zufuhr von Linolsäure führt dann aber dazu, dass manche Omega-3-Fettsäuren nicht verarbeitet werden können. Diese unterstützen die normale Funktion des Herzens. Wenn sie in zu geringer Menge in den Körper aufgenommen werden, bleibt diese Wirkung aus. Darum ist es wichtig Omega-3- und Omega-6-Fettsäuren im richtigen Verhältnis zueinander aufzunehmen. Es gibt aber noch keine abschließende Meinung darüber, wie dieses Verhältnis aussehen sollte. Derzeit wird ein Verhältnis von Omega-6- zu Omega-3-Fettsäuren von 4:1 bis 6:1 als günstig angesehen, wie es natürlicherweise in Leinöl vorliegt. Viele andere pflanzliche Öle weisen dagegen ein sehr ungünstiges Verhältnis der beiden Fettsäuren zueinander auf.

Mittlerweile weiß man auch, dass gesättigten Fettsäuren nicht grundsätzlich schlecht sind. Sie sind einfach anders als ungesättigte Fettsäuren. Das gilt auch für die Laurinsäure, die ja einen großen Teil des Kokosöls ausmacht. Aufgrund ihrer Struktur muss sie nicht durch Enzyme oder Verdauungssäfte verdaut werden. Sie wird direkt in den Körper aufgenommen, ohne Umwege in die Leber transportiert und dort zu Ketonkörpern verarbeitet. Diese werden dann in den Mitochondrien (die "Kraftwerke" aller Körperzellen) zu ATP umgewandelt, einem universellen Energieträger. Dadurch dass die mittelkettigen Fettsäuren des Kokosöls sofort zur Energieerzeugung zur Verfügung stehen werden sie seltener in Form von Körperfett eingelagert als andere Fettsäuren.

Die besondere Zusammensetzung des Kokosöls macht es zu einem sehr reaktionsträgen Produkt, das nur langsam oxidiert und daher lange Zeit gelagert werden kann, ohne ranzig zu werden.

Worin besteht die gesundheitsfördernde Wirkung des Kokosöls?

Es ist vor allem die Laurinsäure, die das Kokosöl so gesund macht. Diese Fettsäure kommt auch in der Milch von Säugetieren (einschließlich Muttermilch) und diversen anderen pflanzlichen Ölen vor, allerdings in geringerer Menge. Eine vergleichbare Konzentration an Laurinsäure findet man in Palmöl und Palmkernöl, das aus dem Fruchtfleisch beziehungsweise dem Kern der Ölpalme gewonnen wird. Diese Öle bieten jedoch keinen nennenswerten gesundheitlichen Vorteil und sind im übertragenen Sinne sogar lebensgefährlich, da für ihre Produktion der tropische Regenwald, die grüne Lunge unseres Planeten, systematisch zerstört wird.

Die Laurinsäure besitzt antivirale, antibakterielle und antimykotische Eigenschaften und scheint sich positiv auf die Gesundheit von Herz und Kreislauf auszuwirken. Die antimikrobielle Wirkung dieser Fettsäure beruht vor allem auf dem Monoglycerid Monolaurin, einem Derivat der Laurinsäure, dass der Körper aus eben dieser herstellt. Natives Kokosöl enthält Monolaurin zudem als freie Fettsäure. Diese Substanz wirkt aktiv gegen Bakterien, Viren, Hefen und Pilze. Monolaurin hemmt die Entwicklung dieser Organismen auf unterschiedliche Art und Weise. So besitzen viele krankmachende Viren eine Hülle, die unter anderem aus Lipiden und Phospholipiden besteht. Monolaurin interagiert mit diesen Stoffen und bewirkt dadurch eine Auflösung der schützenden Hülle. Auf diese Weise werden unter anderem HI-Viren, Grippeviren, Herpes-Viren, Masern-Viren und andere Viren inaktiviert. Bei Bakterien und anderen Mikroorganismen unterbricht Monolaurin dagegen die Signalweiterleitung und stört dadurch den normalen Lebenszyklus dieser Organismen. In einer isländischen Studie aus dem Jahr 2002 zeigten Monolaurin und auch das Derivat der Caprylsäure Monocaprin eine hohe Wirksamkeit gegen den häufig vorkommenden Magenkeim *Helicobacter pylori.*

Im Jahr 2008 veröffentlichten philippinische Wissenschaftler eine Studie, die ebenfalls für den antibakteriellen Effekt von nativem Kokosöl spricht. Im Rahmen der Untersuchungen wurde beobachtet, ob das Öl einen Einfluss auf den Krankheitsverlauf einer bakteriellen Lungenentzündung bei Kindern hat. Die Ergebnisse sprechen für sich: Zwanzig Kinder, die zusätzlich zu Antibiotika auch Kokosöl bekamen, hatten weniger Lungengeräusche, weniger Fiebertage, eine bessere Sauerstoffsättigung und konnten früher aus dem Krankenhaus entlassen werden, als die gleich große Vergleichsgruppe. Es ist zu beachten, dass dies nur eine sehr kleine Studie war, deren Ergebnisse in weiteren klinischen Tests untersucht werden müssen. Begleitend zu einer konventionellen Therapie mit Antibiotika ist gegen die Anwendung von Kokosöl sicher nichts einzuwenden. Eltern sollten ihre Kinder jedoch niemals zwingen pures Kokos- oder ein anderes Öl einzunehmen.

Wenn ein Kind das Öl nicht schlucken möchte und sich möglicherweise dagegen wehrt, kann dabei eventuell Öl in die Lunge gelangen. Dies kann schwere Auswirkungen auf die Gesundheit haben. Besser ist es in dem Fall, das Öl in einer Tasse Tee oder etwas Haferbrei aufzulösen.

Rund um die antibiotischen Effekte des Kokosöls gibt es noch reichlich Forschungsbedarf. Die bisherigen Ergebnisse deuten aber an, dass das tropische Öl oder Bestandteile daraus in Zukunft eine wichtige Rolle in der Bekämpfung resistenter Keime oder bei der Behandlung von HIV-positiven Menschen spielen könnte.

Die fungizide Wirkung des Kokosöls beruht nicht nur auf der Laurinsäure sondern auch noch auf zwei weiteren gesättigten Fettsäuren mittlerer Kettenlänge: Caprinsäure und Caprylsäure. Beide machen jeweils etwa 10 % des Kokosöls aus. Diese Fettsäuren wirken auf das Chitin, das ein wichtiger Bestandteil der pilzlichen Zellwand ist. Sie lösen es auf und zerstören so die Zellen. Insektenpanzer sind ebenfalls aus Chitin, darum werden die isolierten Fettsäuren auch in "natürlichen" Insektensprays eingesetzt. Kokosöl oder die daraus isolierten Fettsäuren (bzw. deren Derivate) werden erfolgreich bei Pilzinfektionen mit *Candida*-Arten eingesetzt. Einige dieser Pilzarten sind nämlich bereits resistent gegenüber herkömmlichen Medikamenten. Die Behandlung mit Kokosöl kann daher bei Infektionen mit *Candida* durchaus empfohlen werden.

Bei indigenen Völkern deren traditionelle Ernährungsweise einen hohen Anteil an Kokosnussprodukten aufweist, scheinen Übergewicht, Herzerkrankungen, Schlaganfälle und andere Zivilisationserkrankungen fast gänzlich unbekannt zu sein. Das stellte der neuseeländische Forscher Dr. Prior im Rahmen einer Studie auf der polynesischen Insel Pukapuka fest. Die Inselbewohner fielen dazu durch außergewöhnlich gesunde Zähne auf. Im Jahr 2012 fanden Wissenschaftler eines irischen Instituts heraus, dass mit Verdauungsenzymen behandeltes Kokosöl eine hemmende Wirkung auf Bakterien und Hefepilze hat, die Karies oder entzündliche Erkrankungen im Mundraum verursachen. Die "guten" Bakterien der Mundflora wurden vom Kokosöl nicht beeinflusst, so dass es die Gesundheit von Zähnen und Zahnfleisch fördert.

Natives Kokosöl verbessert die Blutfettwerte, da es den Anteil am "guten" HDL-Cholesterin erhöht und, im Gegensatz zu anderen Pflanzenölen, keine Auswirkungen auf das "schlechte" LDL-Cholesterin hat. Ein hoher LDL-Cholesterinspiegel steht im Zusammenhang mit der Entstehung verschiedener Herz-Kreislauf-Erkrankungen. Im Gegensatz dazu beugen Kokosöl und auch unraffiniertes Palmöl, das ebenfalls reich an gesättigten Fettsäuren mittlerer Kettenlänge ist, Verhärtungen der Arterien (Arteriosklerose) vor.

In der Reihe der positiven Eigenschaften des Kokosöls darf auch seine insekten- und milbenabwehrende

Wirkung nicht fehlen. Auch diese ist den beiden Fettsäuren Capryl- und Laurinsäure zu verdanken. Kokosöl kann zur Abwehr von Zecken, Mücken, Flöhen, Läusen und Milben verwendet werden und scheint auch eine insektizide Wirkung zu besitzen. Allerdings schützt es nicht so lange wie ein konventionelles Insektenmittel, so dass es häufiger auf die Haut aufgetragen werden muss. Es kann auch in Mischung mit anderen Ölen verwendet werden, die ebenfalls abschreckend auf Milben und Insekten wirken, zum Beispiel Neem- oder Teebaumöl. Für Menschen gibt es Shampoos auf Kokosölbasis zur Behandlung von Kopfläusen, welche die unangenehmen Parasiten gleich zweifach bekämpfen: Das Öl selbst verstopft die Atemwege der Läuse, während die mittelkettigen Fettsäuren das Chitin des Läusepanzers angreifen und so insektizid wirken.

Innerlich angewendet wirkt Kokosöl gegen Endoparasiten wie Würmer oder Giardien (Einzeller) und hilft dabei, die Darmflora gesund zu halten.

Woran erkenne ich ein gutes Kokosöl?

Die Qualität des Kokosöls ist davon abhängig wie es hergestellt wurde. Das im Supermarkt erhältliche Palmin oder Kokosfett wurde künstlich gehärtet, desodoriert und raffiniert. Bei diesen Prozessen kann sich die Form der Fettsäuren verändern, sie werden zu ungesunden trans-Fettsäuren. Diese Produkte sind weit vom eigentlichen

Naturprodukt entfernt und besitzen auch keinerlei gesundheitsfördernde Eigenschaften. Zudem können sie durch Chemikalien verunreinigt sein, die bei der Herstellung verwendet wurden.

Achte beim Einkauf auf natives, kaltgepresstes Kokosöl. Dieses wird aus frischem Kopra ohne Verwendung von Chemikalien oder Hitze gepresst. Kokosöl mit der Bezeichnung "virgin" oder "extra nativ" wurde besonders schonend und unter Verwendung erstklassiger Kokosnüsse hergestellt. Beide Verfahren sorgen dafür, dass alle wertvollen Inhaltsstoffe des Öls darin enthalten bleiben und auch die Struktur der Fettsäuren nicht verändert wird. Für Menschen die den typischen Kokosgeschmack nicht mögen aber trotzdem von den gesundheitlichen Vorteilen des Kokosöls profitieren möchten gibt es natives Öl, dem in einem besonders schonenden Verfahren das Aroma entzogen wurde. Ob die Kokosnüsse aus ökologischem oder konventionellem Anbau stammen, hat keinen Einfluss auf die Inhaltsstoffe des Öls. Die anspruchslose Kokospalme benötigt sowieso nur wenig Pflege. Auch Kokosöl aus fairem Handel hat den gleichen Gesundheitswert, unterstützt aber zusätzlich die Menschen, die an der Produktion des Produkts beteiligt waren.

Natives Kokosöl gibt es mittlerweile nicht nur in zahlreichen Onlineshops sondern auch in gut sortierten Supermärkten, Bioläden und Drogeriemärkten.

Kokosöl in der Küche und im Haushalt

Zuallererst ist das Öl der Kokosnuss vor allem eines: Ein Lebensmittel. Da es viele gesättigte Fettsäuren enthält, ist es sehr hitzestabil und eignet sich bestens zum Braten oder Frittieren von Fisch, Fleisch und Gemüse. Der Rauchpunkt von Kokosöl liegt zwischen 185 und 205 °C. Ab dieser Temperatur können Transfettsäuren und andere gesundheitsschädliche Stoffe entstehen, so dass Öle niemals über ihren Rauchpunkt erhitzt werden sollten. Im Vergleich zu anderen Fetten hat Kokosöl einen recht hohen Rauchpunkt, ähnlich dem des Sonnenblumenöls. Native Öle haben aber meist einen geringeren Rauchpunkt weil sie mehr freie Fettsäuren enthalten als raffinierte Öle. Frische Öle sind wiederum hitzestabiler als ältere.

Nicht nur in der veganen Küche ist Kokosöl ein beliebter Butterersatz. Durch seine cremige Konsistenz kannst du es gut pur aufs Brot streichen oder süße und herzhafte Aufstriche daraus herstellen. Beim Backen kannst du ganz einfach Butter oder Margarine durch Kokosöl ersetzen. Je 100 g Butter nimmst du 60 g Kokosöl und ca. 4 Esslöffel Wasser. Es eignet sich auch bestens zum Einfetten der Kuchenform oder des Backblechs.

Ein leckerer und gleichzeitig gesunder Snack sind Pommes aus Süßkartoffeln oder Kochbananenchips, die in Kokosöl gebraten werden. Wenn du dazu geeigneten Mais in dem leckeren Öl erhitzt erhältst du Popcorn, das genauso schmeckt wie im Kino. Kokosöl verfeinert (Obst-)Salate, Müslis und Joghurt, verleiht Smoothies eine cremige Konsistenz und schmeckt sogar im Kaffee! Da seine Zusammensetzung eher tierischen Fetten gleicht, ist das Kokosöl auch in der sogenannten Paleo- oder Steinzeitdiät sehr beliebt.

Kokosöl erweist sich auch im Haushalt als äußerst nützlich. Es kann zur Pflege von Lederjacken, Schuhen aus Glattleder, Gürteln oder Taschen verwendet werden, da es Rissen vorbeugt und das Material weich und geschmeidig hält. Dazu reibst du das Leder mit etwas Kokosöl ein. Warmes Leder nimmt das Öl besser an, weil dann die Poren geöffnet sind, darum kannst du es zuvor mit einem gewöhnlichen Haartrockner vorwärmen. Dann schmilzt das Kokosöl auch gleich besser und lässt sich einfacher verteilen. Lass es einige Zeit einwirken und entferne anschließend überschüssige Reste, die nicht eingezogen sind.

Pur wird aus dem duftenden Öl eine tolle Holzpolitur, die du für praktisch alle Möbel und Gebrauchsgegenstände aus Holz (z.B. Pfannenwender oder Schneidebrettchen) und sogar für Holzfußböden verwenden kannst. Herkömmliche Holzpflegemittel enthalten oft Duftstoffe oder Chemikalien. Gerade wenn das Holz mit

Lebensmitteln in Berührung kommt ist es besser, ein unbedenkliches Mittel zu verwenden. Pures Kokosöl ist dazu gut geeignet, da es durch seine antibakterielle und pilzabtötende Wirkung die Lebensdauer des Holzes verlängert. Für Gegenstände oder Möbel die gelegentlich nass werden (z.B. Gartenstühle) kannst du aus Kokosöl und Bienenwachs eine Politur herstellen, welche die Oberfläche versiegelt, so dass kein Wasser mehr eindringen kann. Da Kokosöl nur langsam oxidiert und nicht ranzig wird, musst du auch nicht befürchten dass deine Möbel nach ranzigem Fett riechen werden. Bevor du die natürliche Holzpflege großflächig anwendest, solltest du sie an einer verdeckten Stelle ausprobieren um zu sehen, wie das Holz auf das Öl reagiert.

Kokosöl als Kosmetikprodukt

Natives Kokosöl ist nicht nur lecker, sondern auch noch ein echter Alleskönner in der Schönheitspflege. Viele Kosmetikprodukte im Badezimmer kannst du ganz einfach durch ein einzelnes Glas Kokosöl ersetzen oder auf Basis des Öls mit nur wenigen Zutaten deine eigenen Pflegeprodukte herstellen.

Haarpflege

Im Vergleich zu anderen Ölen wie Sonnenblumen- oder Mineralöl kann Kokosöl Schädigungen der Haare vorbeugen oder verbessern, indem es den Verlust von Eiweißen aus dem Haar verhindert. Auch dieser Effekt wird durch die Laurinsäure verursacht. Diese hat eine hohe Affinität für Haarproteine (Keratin) und ist aufgrund ihres geringen Molekulargewichts und der linearen Kettenstruktur in der Lage, in das Haar einzudringen. Die in Mineral- und Sonnenblumenöl enthaltenen Fettsäuren können das nicht.

Viele Menschen leiden unter Schuppen. Diese werden meist von einem Pilz verursacht, der auf der Kopfhaut lebt. Hier kannst du dir prima die antimykotische (pilzabtötende) Wirkung des Kokosöls zunutze machen. Lass einfach eine kleine Menge des Öls in deiner

Handfläche schmelzen und verteile es dann mit den Fingerspitzen auf der Kopfhaut. Je nach Beschaffenheit deiner Haare kann es hilfreich sein sie zuvor anzufeuchten, damit sich das Öl leichter auf der Kopfhaut verteilen lässt. Nach einer halben Stunde Einwirkzeit wäschst du deine Haare dann wie gewohnt. Diese Prozedur kannst du ein- bis zweimal wöchentlich durchführen.

Kokosöl eignet sich als pflegende Haarkur. Es wirkt nämlich nicht nur gegen Schuppen sondern macht das Haar weich und glänzend, wirkt dem Austrocknen entgegen, beugt Haarausfall vor und verbessert die Kämmbarkeit. Das Haarwachstum selbst wird zwar nicht angeregt, doch wirken die Haare nach einigen Anwendungen voller und gesünder. Es gibt verschiedene Möglichkeiten für Haarkuren mit Kokosöl. Du kannst es in das trockene, angefeuchtete oder frisch gewaschene, handtuchtrockene Haar einmassieren und dann eine Stunde oder sogar über Nacht einwirken lassen. Die Menge des verwendeten Öls ist natürlich je nach Haarlänge unterschiedlich. Nimm zu Anfang lieber etwas weniger. Anschließend wickelst du dir am besten ein Handtuch um den Kopf, um das Öl warm (und flüssig) zu halten und um Flecken zu vermeiden. Eine alte Mütze ist besonders bei der Anwendung über Nacht nützlich. Hat das Kokosöl lange genug eingewirkt, wäschst du deine Haare gründlich, am besten mit einem silikonfreien Shampoo. Kokosöl kann auch anstelle von Haarwachs oder ähnlichen Stylingprodukten deiner Frisur den letzten Schliff verpassen. Verwende dann nur eine kleine Menge.

Gesichtspflege

Auch für die Pflege der empfindlichen Gesichtshaut ist Kokosöl bestens geeignet. Es hilft gegen Augenringe, spendet trockener Haut Feuchtigkeit und hellt Leberflecken und Narben auf. Durch seine antimikrobielle Wirkung eignet es sich perfekt zur Behandlung kleinerer und größerer Pickel.

Falls du fettige, zu Unreinheiten neigende Haut hast, kann vielleicht das sogenannte Oil-Cleansing (Reinigung mit Öl) das natürliche Gleichgewicht deiner Haut wieder herstellen. Herkömmliche Produkte zur Gesichtsreinigung entziehen der Haut nämlich Fett. Um sich vor dem Austrocknen zu schützen, produziert die Haut noch mehr Fette und Öle, die beim nächsten Waschgang wieder entfernt werden. Ein Teufelskreis entsteht. Die Oil-Cleansing-Methode möchte diesen Kreislauf durchbrechen. Die natürlichen Fette der Haut sollen nicht bekämpft, sondern in ihrer Wirkung unterstützt werden. Wird pflegendes Öl auf die Haut aufgetragen, so dringt es in die Poren ein, während die körpereigenen Fette mitsamt darin enthaltener Bakterien und Schmutzpartikel auf die Hautoberfläche verdrängt werden, wo sie schonend entfernt werden. Die Gesichtshaut wird rein, weich und kein bisschen ölig sein. Für das Oil-Cleansing kannst du Kokosöl pur verwenden oder eine Mischung auf Basis von Rizinusöl herstellen. In diese kannst du auch andere wertvolle Öle wie Mandel- oder Jojobaöl geben und deren positive

Eigenschaften mit denen des Kokosöls kombinieren. Die Oil-Cleansing-Methode kannst du mehrmals pro Woche anwenden, am besten abends. Verreibe eine kleine Menge des Öls in deinen Handflächen und massiere es leicht in die nicht gereinigte, trockene Gesichtshaut ein. Anschließend tauchst du einen sauberen Lappen in heißes Wasser, wringst ihn aus und bedeckst dein Gesicht damit. Die feuchte Wärme öffnet die Poren und unterstützt den natürlichen Reinigungsprozess der Haut. Wenn der Lappen abgekühlt ist, nimmst du damit vorsichtig das Öl von deinem Gesicht ab. Diese Prozedur wiederholst du zwei- bis dreimal. Zum Schluss ist es wichtig, das Gesicht mit kühlem Wasser abzuspülen, damit sich die Poren wieder schließen können. Nach Bedarf kannst du ein klein wenig Kokosöl anstelle von Gesichtscreme anwenden. Deine Haut wird einige Tage brauchen, um sich an die neue Pflege zu gewöhnen, doch dann wird sie dir deine Mühe mit einem wunderbaren Gefühl der Reinheit danken.

Aus Kokosöl lässt sich auch ganz einfach eine Gesichtsmaske mit Peelingeffekt herstellen. Dazu wird ein Esslöffel voll Öl mit der gleichen Menge Meersalz vermengt, die Mischung auf das Gesicht aufgetragen und nach zehn Minuten wieder abgewaschen. Das Salz kann auch durch Zucker ersetzt werden. Andere Rezepte verwenden neben Kokosöl auch Honig oder Olivenöl. Im Internet gibt es eine Fülle an Rezepten, probiere einfach aus, was dir und deiner Haut gut tut.

Durch die Laurinsäure hat Kokosöl außerdem einen Anti-Aging-Effekt. Es füllt kleine Fältchen aus und strafft die Haut. Es eignet sich auch zur Pflege rissiger Lippen und zwar pur genauso gut wie als Zutat eines selbstgemachten Lippenbalsams.

Körperpflege

Kokosöl pflegt natürlich auch die Haut am restlichen Körper und verwöhnt die Sinne mit seinem sanften und natürlichen Duft. Du kannst es zum Beispiel pur anstelle einer Bodylotion verwenden. Kokosöl unterstützt die Fähigkeit der Haut, Feuchtigkeit zu speichern und eignet sich daher ganz besonders für trockene Haut. Diese Wirkung wurde auch in klinischen Studien nachgewiesen.

Aus Kokosöl und einigen weiteren Zutaten lässt sich relativ einfach eine pflegende und reichhaltige Bodybutter herstellen. Wenn du schon etwas geübter in der Herstellung von Naturkosmetik bist, kannst du daraus auch eine herrlich duftende Seife sieden, die sich ganz ohne chemische Zusätze durch eine hervorragende Schaumbildung auszeichnet.

Aus Kokosöl, Natron und Maisstärke entsteht mit wenig Aufwand ein wirksames, natürliches, veganes und aluminiumfreies Deo. Du kannst es ganz nach Belieben noch mit ein paar Tropfen eines ätherischen Öls deiner Wahl verfeinern. Dafür sind besonders Limetten- und Salbeiöl geeignet, die der Schweißbildung entgegenwirken.

Pures Kokosöl eignet sich außerdem als Ersatz für herkömmlichen Rasierschaum, beruhigt die Haut und beugt Rasierpickelchen vor.

Die zahnpflegende Wirkung des Kokosöls kannst du für dich nutzen, in dem du aus Kokosöl, Natron, etwas getrockneter Pfefferminze oder Pfefferminzöl eine milde Zahnpasta herstellst. Um Zähne und Zahnfleisch gesund zu halten, kannst du auch das sogenannte Ölziehen anwenden. Dazu nimmst du einen Esslöffel Kokosöl in den Mund und "ziehst" es etwa zehn Minuten lang immer wieder zwischen den Zähnen hindurch. Das Öl nimmt Bakterien und schädliche Stoffe auf, darum sollte es nicht hinuntergeschluckt sondern anschließend ausgespuckt werden. Diese Methode stammt aus der ayurvedischen Medizin und hat eine lange Tradition. Oft heißt es, dass durch das Ölziehen auch der allgemeinen Entschlackung des Organismus diene und sogar Herzbeschwerden, Rheuma oder andere Erkrankungen heilen könne. Dafür gibt es allerdings keine wissenschaftlichen Belege, auch die Existenz von "Schlacken" und Ablagerungen im menschlichen Körper konnte bisher nicht bewiesen werden. Sicher ist aber die antibakterielle Wirkung von Kokosöl das beim Ölziehen auch in die Zahnzwischenräume gelangt, die beim Zähneputzen meistens nicht erreicht werden. Als Ergänzung zur täglichen Zahnpflege trägt das Ölziehen zu einer verbesserten Mundgesundheit bei und beugt Mundgeruch vor.

Kokosöl kann übrigens auch als Gleitgel verwendet werden. Es hat keinen negativen Einfluss auf die Vaginalflora und wird meist problemlos vertragen. Allerdings darf es nicht gleichzeitig mit Latexkondomen benutzt werden, da diese sonst reißen. Auch mit Sexspielzeug aus Silikon verträgt sich das Öl nicht. Die keimtötende Wirkung des Kokosöls verhindert nicht die Übertragung von Geschlechtskrankheiten und dient nicht der Verhütung.

Kokosöl in der Naturheilkunde

Die antibakteriellen, fungiziden und virushemmenden Eigenschaften des Kokosöls werden auch in Europa immer mehr in der Naturheilkunde genutzt, um verschiedenste Beschwerden gezielt zu behandeln. In den Ursprungsländern der Kokospalme ist das Öl schon seit Jahrhunderten Bestandteil der traditionellen Medizin. Auf der indonesischen Insel Flores verwenden die dort lebenden Ureinwohner Kokosöl um Wunden zu behandeln sowie zur Aufbewahrung und Haltbarmachung verschiedener Heilkräuter.

Meistens wird Kokosöl nicht gesondert eingenommen, sondern in die Ernährung integriert. Es kann, wie bereits beschrieben, in Getränke wie Tee oder Kaffee, in Smoothies, Salate oder Haferbrei gemischt und selbstverständlich auch zum Braten, Backen und Kochen verwendet werden. Es gibt bisher noch keine genauen Informationen zur Dosierung von Kokosöl. Wahrscheinlich ist eine tägliche Zufuhr von 10 - 20 Gramm Laurinsäure von gesundheitlichem Vorteil. Je nach Qualität und Zusammensetzung des Öls steckt diese Menge in etwa 50 Gramm purem, nativem Kokosöl. Warum dich diese Menge an Fett trotzdem nicht dick machen wird, erfährst du im folgenden Kapitel. Die

Umstellung auf Kokosöl sollte allmählich erfolgen, da es sonst zu Verdauungsbeschwerden kommen kann.

Sehr häufig kommen Infektionen des Magens durch das Bakterium *Helicobacter pylori* vor. Allein in Deutschland sind rund 33 Millionen Menschen davon betroffen. In rund 80 % der Fälle verursacht die Infektion (oder vielmehr Fehlbesiedlung) keine Symptome. Das Bakterium regt den Magen zu einer vermehrten Produktion von Magensäure an. In der Folge kommt es zu Sodbrennen, Aufstoßen, Übelkeit und anderen unangenehmen Beschwerden. Langfristig gesehen kann diese Säureüberproduktion zu Magengeschwüren, Magenschleimhautentzündungen und sogar Krebs führen. Studien haben ergeben, dass die gesättigten Fettsäuren des Kokosöls das Bakterium relativ schnell inaktivieren. Im Gegensatz zu herkömmlichen Medikamenten kommt es bei der Verwendung von Kokosöl nur äußerst selten zur spontanen Resistenzbildung des Keims. Wenn du die beschriebenen Symptome an dir beobachtet hast und vermutest, dass eine Infektion mit *H. pylori* die Ursache dafür ist, solltest dich an einen Arzt wenden um eine sichere Diagnose zu erhalten. Du kannst die Bekämpfung des Bakteriums aber unterstützen, in dem du dreimal täglich einen Löffel voll Kokosöl einnimmst.

Ein Ersatz von langkettigen durch mittelkettige Fettsäuren in der Ernährung kann langfristig zu einer Verbesserung der Blutfettwerte führen und erweist sich bei der Vorbeugung und Behandlung von koronaren Herzerkrankungen nützlich.

Eine besondere Rolle könnte Kokosöl in Zukunft bei der Behandlung von Alzheimer spielen, Die genaue Ursache für die Entstehung von Alzheimer ist noch nicht abschließend geklärt. Manche Mediziner vermuten, dass das Gehirn von Alzheimerpatienten nicht mehr in der Lage ist den Blutzucker als Energiequelle zu nutzen. Aus diesem Grund wird Alzheimer manchmal auch als "Diabetes Typ 3". Ohne ausreichend Energie kann das Gehirn aber nicht mehr richtig funktionieren und schaltet nach und nach ab. Hier kommen die sogenannten Ketone, auch Ketonkörper genannt, ins Spiel. Diese bildet der Körper aus bestimmten Fettsäuren (meist solchen mittlerer Kettenlänge) und zwar immer dann, wenn gerade keine Glukose zur Verfügung steht, zum Beispiel auch während einer kohlenhydratarmen Diät. Dabei können sowohl Fettsäuren aus der Nahrung als auch im Körper eingelagerte Fettreserven in der Leber zu Ketonkörpern umgewandelt werden, die dann den Körper und besonders das Gehirn mit Energie versorgen Letzteres geschieht während des sogenannten Hungerstoffwechsels. Um nun das Gehirn bei neurodegenerativen Erkrankungen wie Alzheimer oder auch Parkinson weiterhin mit Energie zu versorgen empfiehlt der amerikanische Mediziner Dr. Bruce Fife, der sich sehr intensiv mit Kokosöl beschäftigt, eine ketogene Diät. Diese gehört bei der Behandlung epilepsiekranker Kinder sogar schon zum Standardverfahren. Es handelt es sich eine extrem kohlenhydratarme Ernährungsform. Der Körper soll seinen Energiebedarf hauptsächlich durch Fette decken und nicht durch Fett *und* Glukose, wie es normalerweise der Fall ist. Dadurch wird ein Zustand des Stoffwechsels erreicht, der als Ketose bezeichnet wird. Während der Ketose befinden sich weit mehr Ketonkörper im Blut als normalerweise der Fall ist. In der Anfangszeit kommt es zur sogenannten "Low-carb flu" mit erkältungsähnlichen Symptomen (Müdigkeit, Gliederschmerzen, allgemeine Schwäche, u.a.), die aber nach einigen Tagen wieder verschwinden. Auch beim Fasten kommt es zu einer Ketose. Eine solche Diät darf, besonders bei kranken Menschen, langfristig nicht auf eigene Faust durchgeführt werden, sondern nur unter ärztlicher Überwachung stattfinden. Zu Beginn wird ein Ernährungsplan erstellt, der sich am individuellen Energie- und Proteinbedarf orientiert, damit es nicht zu Mangelerscheinungen kommt. Da der Körper aus Fettsäuren mittlerer Kettenlänge mehr Ketonkörper und dadurch auch mehr Energie erzeugen kann, sind Lebensmittel mit einem hohen Anteil dieser Fettsäuren ein wichtiger Bestandteil einer ketogenen Diät. Und Kokosöl ist ein solches Lebensmittel.

Wichtig: Kokosöl ist kein Wundermittel und dient nicht der Behandlung von Alzheimer! Der genaue Zusammenhang zwischen Ketonen, mittelkettigen Fettsäuren und Alzheimer ist noch nicht näher erforscht, auch die Ursachen der Krankheit sind teilweise noch unbekannt. Eine ketogene Diät oder die regelmäßige Einnahme von Kokosöl hat keinen vorbeugenden Effekt gegenüber Demenz und Alzheimer. Bereits zerstörte Gehirnzellen können durch die spezielle Ernährungsform nicht repariert werden, lediglich die Funktion der noch vorhandenen Zellen kann sich möglicherweise verbessern. Studien wie die der englischen Kinderärztin Dr. Mary Newport, die ihrem an Alzheimer erkrankten Mann täglich Kokosöl verabreichte und dadurch den drastischen Krankheitsverlauf verlangsamen und die Lebensqualität ihres Mannes erheblich verbessern konnte, sind interessant und Aufsehen erregend, jedoch noch kein Beweis für die heilende Wirkung des Öls. Schließlich ist die Entwicklung der Krankheit je nach Person unterschiedlich und wird außerdem durch mehrere Faktoren beeinflusst. Es kann durchaus zu stabilen Phasen oder einer zeitweiligen Verbesserung des Zustands kommen. Bisher gab es noch keine wissenschaftlichen Untersuchungen, die den Einfluss von Kokosöl auf Alzheimerpatienten beobachtet haben. Dennoch sollten die kleineren Studien und Berichte nicht ignoriert werden. Angesichts der Tatsache, dass die moderne Medizin bislang nicht allzu viel gegen Demenz und Alzheimer ausrichten kann, stimmen die bereits vorhandenen Daten hoffnungsvoll. Inwieweit eine ketogene Diät angebracht ist, ist vom Einzelfall abhängig und sollte mit dem behandelnden Arzt abgesprochen werden.

Äußerlich angewendet kann Kokosöl bei vielen entzündlichen Hauterkrankungen sowie Pilz- und Virusinfektionen lindernde Wirkung haben. Seine antibakteriellen Eigenschaften unterstützen die Wundheilung. Als Bodylotion verwendet hilft Kokosöl bei trockener Haut, Neurodermitis und Schuppenflechte. Durch die antivirale Wirkung des Kokosöls eignet es sich perfekt zur Behandlung von Herpesbläschen und Bereits bei den ersten Symptomen wird ein wenig von dem Öl auf die entsprechende Stelle aufgetragen. Dazu verwendest du am besten ein sauberes Papiertaschentuch, um die Viren nicht zu verteilen. Übrigens kann Kokosöl auch problemlos bei Herpes im Genitalbereich angewendet werden. Bei regelmäßiger Anwendung heilen die Bläschen schneller ab. Auch bei Gürtelrose kann Kokosöl begleitend zur medikamentösen Therapie verwendet werden.

Bei Akne kann Kokosöl ebenfalls eine lindernde Wirkung haben. Es sorgt dafür, dass die Entzündungen schneller abheilen und hellt bereits vorhandene Narben auf. Das Öl sollte mehrmals täglich in kleinen Mengen auf die betroffenen Stellen aufgetragen werden. Auch Narben anderer Herkunft, sowie Schwangerschaftsstreifen werden durch regelmäßige Behandlung mit Kokosöl heller, weicher oder verschwinden sogar ganz. Schon während der Schwangerschaft kann die gelegentliche

Massage des Bauches mit Kokosöl der Bildung von Dehnungsstreifen vorbeugen. Ob diese Methode Erfolg hat, hängt allerdings auch von der Beschaffenheit des Gewebes ab und die ist bei jedem Menschen etwas anders.

Kokosöl kann außerdem die Heilung von Sonnenbränden, Verbrennungen und Erfrierungen unterstützen. Manche Autoren sind der Meinung, dass Kokosöl auch als Sonnenschutzmittel verwendet werden kann. Das ist jedoch falsch. Es besitzt lediglich Lichtschutzfaktor 7 und schützt die Haut nur in geringem Maße vor sonnenbrandverursachenden UV-B-Strahlen, jedoch überhaupt nicht vor UV-A-Strahlen. Diese verbrennen die Haut zwar nicht, begünstigen aber die Entstehung von Hautkrebs. Aus diesem Grund kann Kokosöl nicht als Ersatz für Sonnencreme dienen. Wenn du eine Alternative zu herkömmlicher Sonnencreme suchst, kannst du Produkte mit mineralischen Filtern ausprobieren. Gegen eine Verwendung des Kokosöls nach dem Sonnenbad ist jedoch nichts einzuwenden, im Gegenteil: Es wirkt feuchtigkeitsspendend und beruhigt die strapazierte Haut.

Abnehmen mit Kokosöl

So paradox es auch klingen mag, Kokosöl kann dir dabei helfen, ein paar überschüssige Pfunde loszuwerden und dein Wunschgewicht auch langfristig zu halten. Doch wie soll das funktionieren?

Grundsätzlich gilt, dass der Mensch an Gewicht verliert, wenn er weniger Kalorien zu sich nimmt als verbraucht. Theoretisch reicht es also aus, weniger Energie über die Nahrung aufzunehmen und gleichzeitig den Energieverbrauch des Körpers durch mehr Bewegung zu erhöhen. Doch der Körper lässt sich nicht so einfach austricksen. Er erkennt das geringere Nahrungsangebot und stellt auf einen niedrigeren Energieverbrauch um. Die eventuell vorhandenen Fettreserven werden nicht sofort abgebaut, sondern nur sparsam eingesetzt. Dieser Mechanismus ist gar nicht so dumm, schließlich dient er dem Überleben in Hungerperioden. Durch reines Hungern lässt sich so schnell also kein überflüssiges Gewicht verlieren. Hinzu kommt dann auch noch der Jojo-Effekt. Bricht man eine solche Diät ab, nutzt der Körper die nun wieder reichlich vorhandene Nahrung um Energiereserven für die nächste "Hungersnot" anzulegen. Dieser Effekt ist dafür verantwortlich, dass man nach einer Diät manchmal sogar mehr wiegt als davor.

Es gilt also den Körper zu überlisten und das Sparprogramm zu umgehen, ganz ohne dabei zu hungern. Und genau dabei kann dir Kokosöl helfen, auch wenn es etwa genauso viele Kalorien enthält wie andere Pflanzenöle. Abhängig vom Herstellungsprozess und der Qualität der verwendeten Kokosnüsse besitzt Kokosöl nämlich einen Brennwert von etwa 862 kcal pro 100 g. Zum Vergleich: Die gleiche Menge Sonnenblumenöl enthält 884 kcal und bei Olivenöl sind es 880 kcal.

Dennoch wurde in verschiedenen Studien festgestellt, dass Kokosöl oder vielmehr die darin enthaltene Laurinsäure bestimmte Eigenschaften hat, die eine Abnahme sowohl des Körpergewichts als auch des Körperfetts bewirken können und auf diese Weise eine gewichtsreduzierende Diät wirksam unterstützen. Fettsäuren mit einer mittleren Kettenlänge besitzen nämlich einen 10 % niedrigeren Energiegehalt als langkettige Fettsäuren. Im Gegensatz zu diesen werden sie im Darm schneller gespalten und teilweise auch unverändert aufgenommen. Über den Blutkreislauf gelangen sie direkt in die Leber und stehen dem Körper, wie bereits erwähnt, schneller als Energiequelle zur Verfügung. Langkettige Fettsäuren dagegen nehmen zuvor einen Umweg über das Lymphsystem und können vom Körper einfacher als Fettreserve gespeichert werden.

Eigentlich werden die mittelkettigen Fettsäuren ähnlich schnell wie Kohlenhydrate aufgenommen die ebenfalls, abhängig von ihrer Struktur, mehr oder weniger schnelle Energielieferanten darstellen. Allerdings gibt es einen wichtigen Unterschied: Fettsäuren haben keinen Einfluss auf den Blutzuckerspiegel. Kohlenhydrate lassen ihn dagegen mehr oder weniger schnell ansteigen. Und einem schnellen Anstieg des Blutzuckerspiegels folgt ein starker Abfall desselben und dadurch bekommen wir Heißhungerattacken und nehmen in der Folge mehr Kalorien zu uns, als wir eigentlich vorhatten. Blutzuckerschwankungen sind wahre Diätkiller, die es unbedingt, auch ohne Übergewicht, zu vermeiden gilt. Solltest du auf einmal doch ein großes Verlangen nach einer Tafel Schokolade oder einem anderen ungesund Snack verspüren, kannst du als schnelle Hilfe einen Löffel voll Kokosöl essen. Dein Blutzuckerspiegel bleibt unverändert und die Heißhungerattacke verschwindet wieder. Das sollte aber nicht zu oft vorkommen, damit deine Energiebilanz nicht durcheinander gerät.

Das führt uns gleich zum nächsten Punkt: Mittelkettige Fettsäuren halten länger satt. In einer Studie, die 2003 von den Wissenschaftlern St-Onge und Jones im "International Journal of Obesity" erschien wurde festgestellt, dass die Studienteilnehmer welche ein Frühstück mit einem hohen Gehalt an mittelkettigen Fettsäuren erhielten, sich zum Mittagessen für Gerichte mit einem geringeren Kaloriengehalt entschieden als die Personen, die zum Frühstück viele langkettige Fettsäuren zu sich genommen hatten. Warum das so ist konnte noch nicht eindeutig geklärt werden. Möglicherweise hängt das anhaltende Sättigungsgefühl mit der höheren Konzentration von Ketonkörpern im Blut oder auch mit einem noch unbekannten Sättigungshormon zusammen.

Mittelkettige Fettsäuren regen außerdem die Fettoxidation und den Energieverbrauch des Körpers an. Der Gesamtenergieverbrauch des menschlichen Körpers setzt sich aus Grundumsatz, Leistungsumsatz und Thermogenese zusammen. Thermogenese hat nichts mit der Fettverbrennung zu tun, sondern steht für die Erzeugung von Körperwärme aus den mit der Nahrung aufgenommenen Fettsäuren. Vielleicht kennst du ja das Gefühl, dass dir nach einer Mahlzeit auf einmal warm wird. Mittelkettige Fettsäuren erhöhen nahrungsinduzierte Thermogenese und mit ihr den gesamten Energieverbrauch. Wenn du in deiner Ernährung Öle mit langkettigen, ungesättigten Fettsäuren durch Kokosöl ersetzt, erhöht sich dein Energieverbrauch um etwa 5 %. Das sind 80 bis 120 kcal, die du auf diese Weise pro Tag einsparst. Weiterhin regen die Inhaltsstoffe des Kokosöls besonders den Abbau von gefährlichen Fettpolstern am Bauch an. In einer Studie von Assunção et al. aus dem Jahr 2009 erhielten übergewichtige Frauen über 12 Wochen hinweg entweder 30 g Kokosöl täglich oder die gleiche Menge Sojaöl. Zusätzlich dazu hielten die Kandidatinnen eine kalorienarme Diät und machten täglich einen 50-minütigen Spaziergang. Im Laufe des Studienzeitraums wurden die Kohlenhydrate in der Ernährung beider

Gruppen allmählich reduziert. Die Teilnehmerinnen der Studie verloren zwar nur rund 1 kg Körpergewicht im Durchschnitt, doch nur in der Kokosöl-Gruppe konnte eine signifikante Verminderung des Bauchfetts beobachtet werden. Nebenbei verbesserte sich auch ihr HDL-Cholesterin-Wert, während bei den Teilnehmerinnen der Soja-Gruppe ein Anstieg des LDL-Wertes zu verzeichnen war. Diese Studie zeigt: Auch wenn der Verlust des Körpergewichts nur gering war und wahrscheinlich nicht durch die Art des Pflanzenöls beeinflusst wurde, zeigte sich doch eine eindeutig Abnahme des Bauchfetts. Und genau das Fettgewebe im Bauchbereich gilt als besonders gesundheitsgefährdend, da es als Risikofaktor für Herz-Kreislauf-Erkrankungen angesehen wird und mit erhöhter Insulinsensitivität (Diabetes) und Entzündungsprozessen im Körper in Verbindung gebracht wird. Darum ist es wichtig, die abdominalen Fettpolster zu bekämpfen. Dabei kann Kokosöl dich unterstützen.

Letztendlich wird Kokosöl allein nicht dazu führen, dass du auf einmal rank und schlank bist, wenn du dich ansonsten genauso ernährst wie vorher. Wenn du jedoch die Pflanzenöle die du bisher verwendet hast in die Ecke stellst und stattdessen deine Gerichte mit Kokosöl zubereitest fällt es dir möglicherweise leichter, auf hochkalorische Lebensmittel zu verzichten. Der stabilere Blutzucker beugt Heißhungerattacken vor und sorgt, gleichzeitig mit einer länger anhaltenden Sättigung dafür, dass du insgesamt weniger isst. Außerdem wird dein Stoffwechsel angekurbelt, dein Körper und dein Gehirn erhalten durch die aus der Laurinsäure gebildeten Ketone mehr Energie und du fühlst dich leistungsfähiger und wacher.

Wenn du anschließend noch die Ernährungsumstellung zum Anlass nimmst, etwas mehr Bewegung in deinen Alltag einzubauen, steht einer Gewichtsabnahme nichts mehr im Wege. Diese verläuft übrigens langsam, schnelle Erfolge wirst du mit Kokosöl nicht verzeichnen können. Dadurch tust du deinem Körper selbstverständlich einen größeren Gefallen als mit einer belastenden Turbo-Diät. Jeder Mensch hat sein individuelles Idealgewicht und die mittelkettigen Fettsäuren helfen dir dabei, dieses zu erreichen und langfristig zu halten. Du solltest täglich nicht mehr als 60 g Kokosöl zu dir nehmen, denn sonst kommt es zu Verdauungsproblemen. Ersetze auch nicht alle Fette auf einmal durch Kokosöl, sondern nach und nach. So kann sich dein Körper ganz allmählich daran gewöhnen.

Bedenke auch, dass es letztendlich nicht auf einen schlanken Idealkörper ankommt, wie er in den Medien immer wieder angepriesen wird. Es ist viel wichtiger, dass du gesund bist, dich in deinem Körper wohlfühlst und dich so akzeptierst, wie du bist.

Kokosöl für Tiere

Das tropische Öl kann auch zur Gesunderhaltung von Haustieren verwendet werden und ist für Hunde, Katzen, Vögel, Nagetiere, Pferde und viele andere Tierarten unbedenklich. Du kannst deinen Hund oder deine Katze mit etwas Kokosöl einreiben, um Zecken, Milben und Flöhe von den Tieren fernzuhalten. Die Anwendung muss täglich erfolgen, da die abschreckende Wirkung nur ungefähr sechs Stunden anhält. Für einen normalen Hundespaziergang dürfte das aber ausreichend sein. Ganz nebenbei pflegt das Kokosöl auch das Fell und beugt Verfilzungen vor, ein Effekt der besonders bei langhaarigen Rassen von Vorteil ist. Da Kokosöl vollkommen ungiftig für Hunde und Katzen ist, ist es kein Problem wenn die Tiere es bei der Fellpflege ablecken. Es schützt Pferde außerdem vor lästigen Bremsen und Kriebelmücken. Dieser Effekt geht allerdings verloren, wenn das Tier zu schwitzen beginnt.

Kokosöl kann auch innerlich angewendet werden um Endoparasiten zu bekämpfen. Es tötet Bandwürmer, Giardien und andere Darmparasiten ab und unterstützt den Aufbau einer natürlichen Darmflora bei Hunden, Katzen und Pferden. Im Gegensatz zu konventionellen Wurmkuren kann es auch prophylaktisch verwendet werden. Die Behandlung von Giardien bei Hunden und

Katzen ist noch problematischer, da nur wenige Medikamente zugelassen sind. Auch hier kann Kokosöl weiterhelfen. Es gibt bereits spezielle pflanzliche Wurmkuren, die allerdings recht teuer sind. Du kannst deinem Tier auch ganz normales natives Kokosöl in sein Futter mischen. Je nach Größe erhalten Hunde ½ Teelöffel bis 1 Esslöffel, Katzen ¼ bis ½Teelöffel und Pferde 1 bis 2 Esslöffel täglich. Das sind allgemeine Empfehlungen. Nicht alle Tiere mögen Kokosöl oder sie reagieren unterschiedlich darauf. Beobachte also die Reaktion deines tierischen Hausgenossen und passe die Dosierung dementsprechend an. Über einen längeren Zeitraum hinweg sollte das Öl nur nach Rücksprache mit einem Tierarzt verwendet werden.

Bei einem starken Befall mit Darmparasiten sollte auf jeden Fall ein Tierarzt aufgesucht und ein herkömmliches Mittel verwendet werden, besonders wenn das betroffene Tier noch sehr jung, trächtig, alt oder durch andere Erkrankungen geschwächt ist. Das gleiche gilt übrigens auch für einen starken Flohbefall. In Absprache mit dem Tierarzt kann Kokosöl unterstützend zur konventionellen Behandlung gegeben werden.

Schlusswort

Vielen Dank für den Erwerb dieses Buches! Nun weißt du mehr über Kokosöl, warum es so gesund ist und wie du dir diese Wirkung zunutze machen kannst. Natürlich ist es eine leckere Alternative zu manch anderem pflanzlichen Öl und hat viele positive Eigenschaften, die diese nicht besitzen. Dennoch solltest du darauf achten, dass du trotzdem genug essentielle Fettsäuren zu dir nimmst – zur Not auch als Nahrungsergänzungsmittel.

Kokosöl gilt allgemein als Superfood, doch es kann keine Wunder bewirken. Darum kannst du Krankheiten wie Alzheimer, Aids oder die Grippe nicht einfach wegessen, aber das behauptet auch keiner. In Kombination mit anderen leckeren und gesunden Lebensmitteln im Rahmen einer ausgewogenen und gesunden Ernährung wird es dir sicher dabei helfen, gesund, fit und voller Energie zu sein.

Und nun genug der Theorie! Probiere das tropische, nach Südsee duftende Öl ruhig einmal aus: Es wird deinen Horizont erweitern, ohne dass du dazu verreisen musst.

Urheberrechte

Die Inhalte dieses Werkes unterliegen dem deutschen Urheberrecht. Die Vervielfältigung, Bearbeitung, Verbreitung und jede Art der Verwertung außerhalb der Grenzen des Urheberrechtes bedürfen der schriftlichen Zustimmung des jeweiligen Autors bzw. Erstellers. Downloads und Kopien dieser Seite sind nur für den privaten, nicht kommerziellen Gebrauch gestattet.

Email Newsletter

Anmeldung per Email um über Neuerscheinungen und News informiert zu werden, bitte eine Email an newsletter@mira-brand.de senden.

Gratis Ebook zum schmökern

Hier ist der Link zu einem meiner Ebooks, dass nach eintragen in meiner Emailliste gratis heruntergeladen werden kann.

Ebook Download

http://miraebook.buch-autoren.de/